Maria Santiago-Valentín

Le trouble bipolaire : Aperçu de l'étiologie et du traitement

Maria Santiago-Valentín

Le trouble bipolaire : Aperçu de l'étiologie et du traitement

ScienciaScripts

Imprint

Any brand names and product names mentioned in this book are subject to trademark, brand or patent protection and are trademarks or registered trademarks of their respective holders. The use of brand names, product names, common names, trade names, product descriptions etc. even without a particular marking in this work is in no way to be construed to mean that such names may be regarded as unrestricted in respect of trademark and brand protection legislation and could thus be used by anyone.

Cover image: www.ingimage.com

This book is a translation from the original published under ISBN 978-613-8-57249-7.

Publisher:
Sciencia Scripts
is a trademark of
Dodo Books Indian Ocean Ltd. and OmniScriptum S.R.L publishing group

120 High Road, East Finchley, London, N2 9ED, United Kingdom
Str. Armeneasca 28/1, office 1, Chisinau MD-2012, Republic of Moldova, Europe
Printed at: see last page
ISBN: 978-620-7-39420-3

Copyright © Maria Santiago-Valentín
Copyright © 2024 Dodo Books Indian Ocean Ltd. and OmniScriptum S.R.L publishing group

"Tous les processus mentaux sont des processus cérébraux, et donc tous les troubles de la fonction mentale sont des maladies biologiques". - (Eric Kandel, lauréat du prix Nobel)

CHAPITRE 1
Étiologie du trouble d'un point de vue neurologique

Le trouble bipolaire nous affecte depuis des siècles et porte différents noms tels que mélancolie, folie, tempérament psychopathe, maniaco-dépression et autres. Cet article tente de donner un aperçu des bases neurologiques de ce trouble, de la manière dont les approches médicales ont évolué au fil des siècles, de donner un aperçu des différentes méthodes de traitement, qui ne sont parfois qu'une partie d'un jeu de devinettes pour trouver une solution, et de montrer comment, en tant qu'éducateurs, nous pouvons influencer l'expérience d'apprentissage d'un élève souffrant d'un trouble bipolaire en nous penchant sur les adaptations qui doivent être apportées dans la salle de classe.

Les premiers signes historiques de cette maladie ont été découverts entre 300 et 500 après JC. Les écrits d'un Grec nommé Arétée de Cappodociam sont les premiers documents à décrire la manie et les épisodes dépressifs qu'il voyait chez ses patients. Dans les premiers temps de la documentation, ces personnes étaient considérées comme 'folles', comme possédées par le diable ou les démons", explique le Dr Gardenswartz. Leur traitement ou leur punition consistait à les attacher ou à les enchaîner, à drainer leur sang, à leur donner diverses potions ou à leur coller des anguilles électriques sur le crâne - exactement comme les sorcières étaient traitées dans différentes cultures. En fait, la sorcellerie était souvent utilisée pour tenter de les 'guérir'", explique Gardenswartz (Stevens 2012). Malheureusement, dans certaines cultures, les maladies mentales sont encore considérées et traitées par la superstition en raison du manque d'informations ou d'informations erronées. Ce n'est qu'au 18th siècle qu'une approche plus saine a été développée pour les patients atteints de mélancolie. Le premier nom à être cité est celui de Richard Burton, un scientifique britannique. Son livre

L'Anatomie de la mélancolie de 1650 contient une description détaillée des symptômes et des signes.

En 19th c, le terme "folie circulaire" apparaît dans les observations de 1854 du Français Jules Falret, qui se réfère à une double forme de folie, à savoir les épisodes cycliques du trouble bipolaire. En 1875, ses découvertes ont été rebaptisées psychose maniaco-dépressive. "Un autre fait moins connu attribué à Falret est qu'il a constaté que la maladie semblait se manifester dans certaines familles, reconnaissant ainsi très tôt qu'il existait un lien génétique" (Stevens 2012). La contribution du Français François Baillarger a été de distinguer le trouble bipolaire des autres maladies mentales. Au 20eth siècle, les médecins ont ensuite suivi l'approche du psychiatre allemand Emil Krapelin qui, en 1913, a davantage étudié l'épisode dépressif que l'épisode maniaque. L'absence de médicaments et de traitement approprié a conduit de nombreux patients à passer la majeure partie de leur temps dans des asiles et des hôpitaux pendant des mois ou des années, avec pour consigne de ne pas les libérer trop tôt en raison du risque de suicide. Jusqu'alors, la maladie était associée à un facteur génétique et à l'histoire familiale, jusqu'à ce que le psychanalyste allemand Sigmund Freud relègue la biologie à l'arrière-plan et considère que la maladie était peut-être due à une expérience traumatisante dans l'enfance ou à un conflit de développement psychique non résolu. Il a soigneusement étudié les biographies et les événements de la vie des patients afin de trouver des conflits qui pourraient être à l'origine du BD. Il considérait le BD comme une maladie de la psyché et non comme le résultat de la composition du cerveau. Nous sommes ici en présence d'une opposition binaire entre la nature (génétique) et l'environnement, et ce au début des années 1930. La psychothérapie développée par Freud a été adoptée, mais elle n'a guère aidé les patients atteints de schizophrénie.

En Australie, John Cade pensait que la maladie était d'origine biologique et non psychologique, et il a analysé l'urine de patients BD à la recherche d'une substance chimique. Lors de ses recherches, il a combiné l'acide urique et le lithium et a injecté des cobayes qui sont devenus léthargiques et inconscients pendant deux heures. Dix patients auxquels il a injecté du lithium se sont sentis mieux. À ce stade, nous voyons un progrès dans l'approche, beaucoup plus proche de notre époque. Les autres médicaments utilisés à l'époque étaient la morphine, la quinine et l'huile de foie de morue, mais ils n'avaient aucun effet sur les maladies graves jusqu'à ce que le lithium entre en jeu. Lorsque l'un des patients de Cade a cessé de prendre du lithium, les anciens symptômes sont réapparus. Il a été hospitalisé, à nouveau traité au lithium et est sorti, le patient ayant fait comprendre que la prise quotidienne était obligatoire.

Cependant, l'utilisation du lithium aux États-Unis a pris des décennies, la psychothérapie prenant le pas sur l'approche psychiatrique de la maladie. C'est Ronald Fieve qui a introduit l'utilisation du lithium dans sa pratique dans les années 1970. Le lithium ne traite pas seulement les épisodes de manie, mais prévient également leur réapparition chez les patients atteints de BD. Le fait que le lithium ait fait disparaître les épisodes de manie confirme l'hypothèse selon laquelle le BD est le résultat d'une relation biochimique dans le cerveau du patient. Un article du Journal of Nervous and Mental Disorder de 1952 ramène la biologie et confirme l'hypothèse selon laquelle le trouble bipolaire survient dans des familles ayant des antécédents de maladie mentale. Dans les années 1950 et 1960, toute la recherche et l'étude de la génétique et des symptômes du trouble bipolaire visaient à distinguer le trouble bipolaire des autres maladies mentales. Une autre étape importante a été franchie en 1960 avec la séparation claire entre le TB et le trouble unipolaire et, finalement, la reconnaissance de deux types de TB. Dans les années 1970, des lois ont été adoptées pour aider les personnes souffrant de BD et l'Association nationale de la santé mentale (NAMI) a été créée en 1979. Un changement majeur est la suppression du terme trouble maniaco-dépressif et son remplacement par le terme BD. La tendance à la génétique est plus forte que l'hypothèse selon laquelle l'environnement est la cause. Il peut être à l'origine d'une prédisposition à la maladie, mais ne peut pas être considéré comme le facteur principal. Des études de génétique moléculaire menées en 2013 ont montré que la susceptibilité génétique au BD peut être partagée avec d'autres troubles psychiatriques, une schéma appelé "comorbidité". Des chercheurs ont constaté des chevauchements du BP avec le TDAH et la schizophrénie. Les associations avec la schizophrénie sont très fortes avec les chromosomes 22 et 6. Le trouble bipolaire a une héritabilité d'environ 75 % grâce à des allèles de variants communs, et il a été constaté que ses gènes se chevauchent également avec la schizophrénie. Le trouble bipolaire est considéré comme la principale cause d'invalidité dans le monde. (Harrison et al. 2018) La signalisation calcique semble avoir une forte influence sur les voies de risque génétique et les médecins considèrent cette caractéristique comme une cible pour les médicaments. La signalisation du calcium fait référence au processus par lequel les ions calcium sont libérés des réserves intracellulaires ou pénètrent dans la cellule via la membrane plasmique. Le calcium est le deuxième régulateur important de nombreuses activités cellulaires, comme la neurotransmission. Des chercheurs ont constaté que dans le trouble bipolaire, la protéine 1 du capteur de calcium neuronal (NCS-1) est surexprimée. (D'Onofrio et al 2017). Il a été confirmé que la voie "éveil" de notre cerveau est régulée par un type de calcium appelé CaMKII et des canaux de type P/Q, et que la voie "sommeil" est régulée par l'AMPc/PK et des canaux de type N. La zone du cerveau qui régule notre sommeil est le locus coeruleus. Cette partie du cerveau sera abordée dans la section suivante. Il est très important de se rappeler que l'insomnie qui se produit dans le trouble bipolaire pourrait être le résultat de niveaux élevés de NCS-1 ou protéine 1 du capteur de calcium, qui entraîne une activité accrue et intense et l'excitation du système éveillé lorsque le système devrait être endormi. En outre, les recherches actuelles ont révélé que tant l'EGR3 (une protéine produite par les gènes précoces des IEG) que le BDNF (neurotrophine du cerveau) jouent un rôle important dans le manque de résistance cellulaire dans le BD et que chacun de ces deux gènes peut influencer l'action de l'autre dans la cellule. Ce manque de résistance se traduit par une diminution du taux de BDNF. Le BDNF est un élément essentiel de la neuroplasticité, car il favorise le développement des cellules cérébrales. Selon une étude de l'Universidade Federal do Rio Grande do Sul au Brésil, de l'University of Arizona College of Medicine aux États-Unis et de la McMaster University au Canada, les cerveaux des personnes souffrant de troubles bipolaires présentent une neuroplasticité et une résistance au stress altérées en raison de la perturbation entre EGR3 et BDNF.

CHAPITRE 2
Notions d'éducation Comportements et symptômes.

Selon la dernière version du Manuel diagnostique et statistique - DSM 5, le trouble bipolaire (DSM-5-TR #296.0-296.89) est décrit cliniquement comme une maladie qui se manifeste en deux épisodes : un épisode maniaque et un épisode dépressif. Chez certains patients, le premier épisode se manifeste dès l'âge de 10 ans. La manifestation du premier épisode diminue après l'âge de vingt ans. L'épisode maniaque comporte trois stades : trois stades de manie : hypomanie, manie aiguë ou manie délirante. Les épisodes de manie peuvent durer de quelques jours à quelques semaines, et les signes qui indiquent le début de cet état sont l'irritabilité, l'envie de parler, la diminution du besoin de sommeil et l'euphorie soudaine. Le patient traverse les trois phases et finit par se sentir coupable des décisions et des comportements qu'il a adoptés pendant cette phase, qui peut durer de quelques heures à quelques mois. Dans l'état d'hypomanie, la confiance en soi et l'estime de soi du patient sont très élevées, mélangées à des sentiments de grandiosité. Selon (DSM-5-TR #296.0-296.89) "les patients deviennent exigeants, impitoyables et excessifs. Ils sont constamment insatisfaits et intolérants envers les autres et ne tolèrent aucune contradiction" (Boland 2010). Il s'agit d'une phase très risquée, car le patient n'a pas de jugement sain. Les achats compulsifs, l'hypersexualité et les conflits avec la loi sont des situations qu'ils regretteront plus tard. La manie aiguë est parfois caractérisée par des délires et des hallucinations isolées. Ils ont l'impression que quelqu'un d'autre est responsable de leur manque de succès. Le comportement grandiose commence à s'effriter et le patient devient hostile et agressif. Le patient peut déchirer des vêtements, détruire des meubles et crier. Il peut devenir ouvertement insultant envers les étrangers, sa force peut être augmentée et sa perception de la douleur peut être perdue. La manie délirante se caractérise par une plus grande confusion et des hallucinations. Le flux de pensées et de paroles devient plus fragmenté. L'impulsivité augmente, de même que le désir de se suicider. Le patient perd la maîtrise de lui-même. Dans le cas du trouble bipolaire 1, les phases de manie du patient connaissent une escalade, alors que dans le cas du trouble bipolaire 2, le patient ne vit que la phase d'hypomanie de l'épisode maniaque. L'épisode dépressif se caractérise par un manque total d'énergie et d'intérêt pour la vie. Le patient a du mal à se souvenir de ce qu'il a lu et à se concentrer. Il devient pessimiste et des pensées suicidaires apparaissent régulièrement. Les épisodes maniaques mixtes ne doivent pas être confondus avec le passage de la manie à la dépression. Ces épisodes commencent par des symptômes combinés de manie et de dépression, se poursuivent et se terminent avec eux et ne précédent ni ne suivent immédiatement un épisode maniaque ou dépressif.

L'alcoolisme et la dépendance à la cocaïne sont deux troubles apparentés au BD qui peuvent entraver le diagnostic correct de cette maladie. La tendance est que plus la manie est aiguë, plus la psychose est grave chez les patients. En ce qui concerne l'étiologie d'un point de vue neurologique, les connaissances suivantes sont disponibles : Les gènes jouent un rôle dans le trouble bipolaire, la prévalence du BD est plus élevée chez les parents au premier degré des patients, c'est-à-dire chez les parents et les enfants, les grands-parents et les petits-enfants. Des études autopsiques ont révélé une diminution du nombre de neurones dans le locus ceruleus et le noyau médian du raphé. Le locus ceruleus est un petit noyau situé dans le pons et dont les neurones sont de taille moyenne. Le pons se trouve dans le tronc cérébral, au-dessus de la moelle, en dessous du mésencéphale et en avant du cervelet. Son rôle est de réguler le rythme du cerveau et de libérer de la noradrénaline. Il est relié au système limbique via l'hypothalamus, qui gère nos émotions. Un nombre réduit de neurones dans le locus ceruleus peut avoir un impact sur la communication entre les neurones lorsqu'il s'agit d'émotions et peut expliquer les hallucinations, les délires, la surexcitabilité et l'hypersexualité que le patient ressent pendant la manie et les épisodes dépressifs. Le noyau médian du raphé est responsable de la libération de sérotonine, et un nombre plus faible de neurones peut être associé à une production insuffisante ou à une carence de cette substance dans les troubles bipolaires.

Cependant, les médecins ont estimé que l'explication de la production de sérotonine était trop simple et ont constaté que les médicaments contre la dépression bloquaient la pompe de recapture des neurotransmetteurs dans la synapse. Les médecins ont donc conclu à l'époque que la dépression était causée par un taux trop faible de neurotransmetteurs, tandis que la manie était provoquée par un taux trop élevé de neurotransmetteurs. Le lithium ne semble pas du tout influencer les neurotransmetteurs, car il semble cibler l'intérieur du neurone. Il existe des protéines dans la cellule nerveuse, appelées protéines G, qui agissent comme des messagers dans le système nerveux, et c'est sur ces protéines à l'intérieur de la cellule que le lithium est ciblé. Des recherches récentes ont montré que l'amygdale, qui nous informe des dangers, a tendance à réagir plus fortement chez les patients atteints de BD. Le cortex préfrontal contenant l'amygdale semble être trop actif chez les personnes atteintes de BD, tandis que le cortex préfrontal latéral, la partie rationnelle, est moins active chez les personnes atteintes de BD. Cela conduit à l'hypothèse selon laquelle les personnes atteintes de BD voient le monde de manière plus émotionnelle et le vivent de cette manière.

Une autre approche pour expliquer le BD est la mention actuelle de la neuroplasticité, "la réactivité des neurones et leur capacité à répondre au stress et à se modifier" (Mondimore, 2006) est perturbée. La recherche parle de problèmes au niveau des neurones qui font que l'impulsion électrique de la sérotonine et de la noradrénaline est soit trop élevée, soit trop faible, ce qui entraîne des humeurs émotionnelles extrêmes. Des études d'imagerie cérébrale chez l'animal ont montré que les animaux auxquels on a injecté du lithium et des antidépresseurs présentent une croissance des neurones dans l'hippocampe. "Nous avons par exemple la preuve que différents antidépresseurs favorisent la croissance des connexions entre les cellules cérébrales et nous pensons que cela est lié aux effets positifs de ces médicaments. Le lithium - un élément naturel, pas vraiment un "médicament" - pourrait aider à traiter les troubles bipolaires en protégeant les cellules cérébrales endommagées et en favorisant leur capacité à communiquer entre elles" (Machado et al. 2011). Ces résultats remettent en question l'hypothèse courante selon laquelle le cerveau ne produit plus de nouveaux neurones après l'âge adulte. Lorsque les neurones deviennent plastiques, "les antidépresseurs peuvent modifier artificiellement les niveaux de neurotransmetteurs dans la synapse, ce qui incite les neurones à produire des molécules et d'autres composants cellulaires nécessaires au réajustement des neurones existants et à la croissance de nouveaux neurones" (Mondimer 2006).

La neuroplasticité est un thème qui revient lorsqu'on examine les effets de la méditation de pleine conscience sur la création de nouvelles connexions entre les neurones, l'augmentation de la taille du cortex préfrontal et la diminution de l'amygdale.

CHAPITRE 3
Traitements indiqués pour ce trouble et approches innovantes

Le trouble bipolaire nécessite un traitement à vie, même pendant les périodes où le patient va mieux. Le traitement est généralement dispensé par un psychiatre. Le patient peut être assisté par une équipe comprenant également un psychologue ou un travailleur social. Parmi les principales méthodes de traitement du trouble bipolaire figurent les médicaments, les conseils psychologiques individuels, de groupe ou familiaux (psychothérapie) et/ou les groupes d'information et d'entraide. "Pour le traitement global du trouble bipolaire, il convient d'envisager d'abord le traitement de l'épisode maniaque ou maniaque mixte, puis le traitement de l'épisode dépressif, en tenant compte dans tous les cas de trois phases de traitement : aiguë, continue et préventive.

Comme nous le verrons, de tous les médicaments pouvant être utilisés dans le traitement des troubles bipolaires, le lithium est probablement le meilleur choix, car il est le seul à avoir prouvé son efficacité dans les trois phases du traitement, tant dans les épisodes maniaques que dépressifs" (Boland 2010). Le lithium protège contre la dépression et la manie et réduit le risque de suicide et de mortalité à court terme. Le lithium est utilisé dans la phase aiguë ; le deuxième stabilisateur de l'humeur est le divalproex. Le Divalproex agit en quelques jours, tandis que le lithium nécessite une période plus longue, généralement une à deux semaines. Certains patients BD doivent être placés dans une unité fermée, et ceux qui sont en phase de manie aiguë doivent être isolés. Le traitement de continuation consiste à éviter une percée des symptômes tant que l'épisode se poursuit. Pendant cette phase, on continue à administrer du lithium et à effectuer des tests sanguins, car lorsque la manie est sous contrôle, le taux sanguin augmente comme indicateur. Le traitement doit être poursuivi si la vie du patient est instable et, si le lithium a été prescrit, il est important de poursuivre la dose pendant quelques semaines, car un arrêt brutal du lithium favorise la réapparition de la manie.

Le traitement préventif est poursuivi avec des stabilisateurs d'humeur et une psychothérapie. L'olanzapine semble être efficace dans le traitement préventif. Pour l'épisode dépressif, il est important que le patient prenne en même temps un stabilisateur de l'humeur afin d'éviter le risque qu'un antidépresseur ne déclenche l'épisode maniaque. Les autres médicaments sont : les anticonvulsivants. Les stabilisateurs de l'humeur comprennent l'acide valproïque (Depakene, Stavzor), le divalproex (Depakote) et la lamotrigine (Lamictal). Le médicament asénapine (Saphris) peut être utile dans le traitement des épisodes mixtes. Les effets secondaires fréquents sont la prise de poids, les vertiges et la somnolence. Dans de rares cas, d'autres problèmes graves peuvent survenir, comme des éruptions cutanées, des troubles sanguins ou des problèmes hépatiques. Les antipsychotiques. Comme l'aripiprazole (Abilify), l'olanzapine (Zyprexa), la rispéridone (Risperdal) et la quétiapine (Seroquel) peuvent aider les personnes qui ne bénéficient pas d'anticonvulsivants.

Le seul antipsychotique approuvé par la Food and Drug Administration (FDA) des États-Unis pour le traitement de la DBP est la quétiapine. Les effets secondaires fréquents sont la prise de poids, la somnolence, la perte de mémoire et les mouvements involontaires du corps et du visage. Les antidépresseurs. Parfois, les antidépresseurs peuvent déclencher des épisodes maniaques, mais ils doivent être pris en même temps qu'un stabilisateur d'humeur, le Symbyax. Il agit comme un traitement de la dépression et un stabilisateur de l'humeur. Le Symbyax est approuvé par la FDA et certains effets secondaires peuvent être une prise de poids, une somnolence et une augmentation de l'appétit. Les benzodiazépines sont des médicaments anxiolytiques qui aident à lutter contre l'anxiété et améliorent le sommeil. Les exemples incluent le clonazépam (Klonopin), le lorazépam (Ativan), le diazépam (Valium), le chlordiazépoxide (Librium) et l'alprazolam (Niravam, Xanax). Certains effets secondaires peuvent être une somnolence, une diminution de la coordination musculaire et des problèmes d'équilibre et de mémoire.

La psychothérapie est une autre partie du traitement du BD. Il existe différents types de thérapies, notamment : La thérapie cognitivo-comportementale. Cette thérapie consiste à identifier les croyances et les comportements négatifs malsains et à les remplacer par des croyances et des comportements sains et positifs. La psychoéducation. Il s'agit de conseils destinés à aider le patient à connaître et à comprendre le TPL. Une autre approche est la thérapie familiale. Dans ce cas, le patient se rend chez un psychologue avec les membres de sa famille afin de réduire le stress au sein de la famille et de résoudre les problèmes et les conflits. La thérapie de groupe offre la possibilité de communiquer avec d'autres personnes atteintes de TPL et d'apprendre d'elles.

D'autres traitements ne nécessitant pas de médicaments ou de psychothérapie sont expliqués dans les sections suivantes. L'électroconvulsivothérapie (ECT) peut être efficace chez les personnes souffrant de dépression grave ou ayant des idées suicidaires. Pour les médecins, elle est le dernier recours. Introduite en 1930, elle a été surexploitée ; depuis 1980, cette technique a été améliorée. L'ECT moderne est pratiqué sous anesthésie. Avant le traitement, le patient reçoit une injection d'un bloqueur neuromusculaire afin d'éviter les contractions musculaires violentes et les rythmes cardiaques anormaux. Les chercheurs estiment que le choc électrique déclenche des changements dans la chimie du cerveau, ce qui entraîne une amélioration de l'humeur du patient. L'ECT a pour effet secondaire une perte de mémoire et une confusion temporaires. L'ECT interrompt rapidement un épisode de manie ou de dépression, mais n'a pas d'effet à long terme comme le lithium et les autres stabilisateurs de l'humeur. Elle n'est pas très populaire, car "il est certainement plus compliqué de subir une anesthésie générale deux ou trois fois par semaine pendant deux à quatre semaines que de prendre des médicaments" (Mondimore 2006).

Un autre traitement est la stimulation magnétique transcrânienne (TMS), qui consiste à appliquer des impulsions rapides d'un champ magnétique sur la tête. Elle semble avoir un effet antidépresseur. Elle n'est pas efficace chez tous les patients et doit faire l'objet de recherches supplémentaires. Elle ne fait pas passer un courant électrique à travers le crâne comme l'ECT, mais un minuscule courant électrique est envoyé à travers le tissu cérébral et aucune anesthésie n'est utilisée. Il semble s'agir d'un traitement très prometteur, car il active le lobe préfrontal pour interrompre la dépression. Il est également mentionné que cette méthode doit encore faire l'objet de recherches supplémentaires. Il semble que le minuscule courant stimule la zone du cerveau où la bobine est placée. La TMS a été utilisée pour cartographier le cerveau. Le patient est éveillé pendant le traitement.

La stimulation du nerf vague (VNS), approuvée par la FDA, est une autre approche innovante. Elle est utilisée depuis 1997 pour le traitement de l'épilepsie. Il s'agit d'un appareil de stimulation implanté dans le nerf vague, qui commence à la base du cerveau et s'étend le long du cou jusqu'à la poitrine et l'abdomen. Cet appareil transmet régulièrement de minuscules signaux électriques pour stimuler le nerf vague. Chez la moitié des patients qui ont utilisé l'appareil, la dépression a ainsi pu être réduite ou éliminée. La vitesse et l'organisation des pensées semblent s'être améliorées après le traitement. Les effets secondaires comprennent des picotements pendant la stimulation électrique, la panique et l'hypomanie. Il est toutefois possible que le BD se transforme en manie et que le patient ne réponde éventuellement plus aux médicaments si l'épisode de manie s'aggrave. Ce traitement n'est pas recommandé.

La spectroscopie par résonance magnétique (MRSI), qui a permis de cartographier le cerveau des patients, a montré qu'ils se sentaient plus heureux après un scan. Cette humeur plus heureuse a duré des heures et des jours, mais des études plus sérieuses doivent être menées. Il peut également déclencher l'épisode de manie chez les patients BD. Il n'est pas disponible, et la FDA n'a pas approuvé le MRSI comme traitement approprié pour le BPD. Dans les cas extrêmes, les personnes souffrant de BD bénéficient d'une hospitalisation afin de recevoir le traitement psychiatrique dont elles ont besoin pour rester en sécurité tout en stabilisant leur humeur.

Psychiatrie numérique et trouble bipolaire

La psychiatrie numérique est une nouvelle approche qui tente de compléter les évaluations psychiatriques traditionnelles, dont la collecte peut prendre des semaines ou des mois et dépend de la mémoire du patient ou du personnel soignant, qui n'est pas toujours réellement objective. La psychiatrie numérique comprend des technologies d'enregistrement des données telles que "la plateforme True Colours, qui permet aux patients de transmettre leurs évaluations de la dépression, de la manie et d'autres symptômes (par texte, e-mail, web ou application) en réponse à une demande hebdomadaire ou quotidienne, ce qui donne une représentation longitudinale et graphique de l'évolution des symptômes". (Harrison et al. 2018)

D'autres appareils utilisés par les patients sont des smartphones qui permettent d'enregistrer des symptômes tels que le rythme cardiaque, la parole et les changements dans leur environnement. Cette nouvelle approche aide les médecins à obtenir des données impartiales conduisant à des diagnostics basés sur les données plutôt que sur la mémoire/l'histoire, et contribue en outre au traitement et à la prévention individuels.

Parmi les applications mentionnées par Richmond (2017) dans son article, on trouve : une application qui peut surveiller la fréquence vocale d'une personne pour déterminer si la manie ou la dépression augmente, une autre application qui encourage les patients à faire des évaluations quotidiennes de leur santé mentale, après quoi l'application envoie un rapport à leur médecin, "y compris s'ils sont suicidaires" (Richmond 2017), et une troisième application téléphonique qui encourage les utilisateurs à pratiquer la pleine conscience dans leur routine quotidienne.

D'autres applications enregistrent les activités passives, par exemple le nombre d'heures de sommeil d'un patient ou l'endroit où il se trouve. Les cliniciens sont enthousiastes, car ils pensent pouvoir obtenir des informations immédiates et précises sur leurs patients. Certains s'inquiètent de la protection des données, de la manière dont les informations sont transmises et reçues, et de la responsabilité du médecin si un patient se blesse alors que les données ont été reçues par le médecin et n'ont pas été vérifiées.

Dans leur étude portant sur 200 patients atteints de schizophrénie qui ont eu accès à trois ressources numériques dans le cadre de leur programme de technologie de la santé (HTP) de 60 jours, Baumet et al. (2016) ont constaté que 87 % des patients ont déclaré avoir utilisé au moins un outil technologique et que 96 % ont trouvé le HTP satisfaisant. Les outils proposés aux patients étaient des ordinateurs portables, l'application FOCUS, un "système interactif d'autogestion de la maladie pour smartphone, connu sous le nom de FOCUS, qui propose un entraînement aux stratégies d'adaptation et des interventions brèves pour aider à l'observance des médicaments, à la régulation de l'humeur, au sommeil, au fonctionnement social et à la gestion des hallucinations auditives" (Ben-Zeev, D et al., 2013), ainsi que l'accès à un site web de ressources pour aider les patients et les soignants.

Fairburn et Patel (2017) ont fait savoir que les premiers formats d'intervention numérique et technologique évoluent rapidement. Les chercheurs travaillent notamment au développement d'outils d'auto-surveillance, de rapports de progrès, de téléchargement de fichiers audio et vidéo et de quiz. La psychiatrie numérique fait l'objet de recherches afin de déterminer dans quelle mesure les appareils technologiques sont capables de détecter le début d'un épisode, d'effectuer une intervention ou d'en informer un clinicien, en particulier lorsque l'intervention vise à prévenir le suicide. Les auteurs ont souligné que la recherche rapporte que les interventions numériques qui sont assistées sont plus efficaces. Fairburn et Patel (2017) ont notamment mentionné le "Blended Digital Treatment".

Le traitement numérique mixte semble être relativement nouveau. Il s'agit de traitements en face à face par téléphone ou par vidéoconférence. Elle est utilisée en Europe depuis 2015. Elle

présente des avantages pour le clinicien et le patient. Il contribue à réduire le temps nécessaire aux interventions dans lesquelles le clinicien effectue le traitement par modules sous la direction de programmes. Le clinicien. L'intervention numérique est utilisée pour prendre en charge une ou plusieurs tâches du médecin. Elle mentionne le fait que le patient est informé en continu de sa maladie via une plateforme numérique.

Fairburn et Patel (2017) ont identifié des défis pour la mise en œuvre de la psychiatrie numérique, tels que le traitement des interventions dans des langues autres que l'anglais, la couverture ou l'absence d'équipement internet/wifi par les caisses d'assurance maladie, ainsi que les questions de transmission d'informations, de confidentialité et de procédures de protection des données qui doivent être réglées.

La méditation de pleine conscience en complément

Une approche complémentaire au traitement du trouble bipolaire est le développement d'une pratique personnelle de la méditation de pleine conscience. La méditation de pleine conscience peut modifier l'évolution de votre BD. La recherche confirme les effets positifs de la méditation de pleine conscience dans certains domaines de la santé mentale, notamment la réduction du stress, la régulation des émotions et de l'attention, la réduction des dépressions légères à modérées et de l'anxiété, ainsi que chez les personnes confrontées à des dépendances. Il est également important de reconnaître que la pleine conscience doit être utilisée en complément d'un traitement plus complet comprenant des médicaments et une thérapie cognitivo-comportementale avec un médecin.

La thérapie cognitive comportementale de pleine conscience trouve son origine dans le programme de réduction du stress basée sur la pleine conscience (MBSR) développé par Jon Kabat-Zinn. Il a développé la MBSR pour prévenir les rechutes chez les patients en rémission d'épisodes dépressifs majeurs récurrents. John Kabat-Zinn est professeur émérite de médecine à la faculté de médecine de l'université du Massachusetts, où il a développé la clinique de réduction du stress basée sur la pleine conscience en 1979.

Pour ressentir les bienfaits de la méditation de pleine conscience, il est important d'avoir une pratique quotidienne cohérente. De nombreux cliniciens et thérapeutes ont intégré la thérapie cognitive basée sur la pleine conscience (MBCT) dans leur pratique.

Une étude (Stange) de 2011 a montré que les personnes qui continuaient à pratiquer la méditation de pleine conscience continuaient à améliorer leur qualité de vie et à prévenir les épisodes dépressifs deux ans après avoir participé à la MBCT. Ils ont mené une étude sur la MBCT auprès de personnes souffrant de troubles bipolaires. À la fin de l'étude, les chercheurs ont pu mesurer les bénéfices de la pratique de la pleine conscience de leurs patients : ils ont signalé une diminution des symptômes de dépression, moins de difficultés d'attention et de concentration, ainsi qu'une meilleure régulation émotionnelle et un meilleur bien-être psychique.

Une étude de Calabrese et al. (2014) montre que la manière dont les neurones se connectent dans le cerveau des personnes souffrant de troubles bipolaires est différente et que le déficit réside dans la manière dont les synapses se connectent, plutôt que dans la quantité de neurotransmetteurs libérés par le cerveau. La connectivité entre les neurones est responsable de la neuroplasticité et du recâblage du cerveau. La neuroplasticité est la capacité du cerveau à emprunter de nouvelles voies et à faire croître différentes zones du cerveau. La neuroplasticité est la science derrière la médiation de la pleine conscience. Les neurones du cortex préfrontal se développent après 8 semaines d'exercice quotidien d'au moins 20 minutes. Après 8 semaines, l'individu commence à ressentir les bienfaits de la médiation. Ces zones du cerveau et les lobes pariétaux sont plus petits chez les personnes souffrant de cette maladie. Les recherches de Wang et al. (2017) confirment que le cerveau établit de nouvelles connexions après que les individus ont passé un temps considérable à pratiquer l'exercice. Ce n'est qu'après avoir pratiqué la pleine conscience de manière répétée pendant au moins 8 semaines qu'un nouvel ensemble de neurones impliqués dans ce type d'expérience commence à se former. En poursuivant la pratique, des chemins plus profonds sont créés et la nouvelle habitude ou routine devient un comportement normal pour le pratiquant. Le stress chronique affecte la croissance des neurones et la neuroplasticité en bloquant la libération de facteurs neurotrophiques (Calabrese et al. 2014). L'hippocampe est la partie du cerveau responsable de la régulation des émotions et de la mémoire, et on a observé qu'il rétrécissait après de longues périodes de stress chronique et aigu. Cela nous aide à comprendre le déficit de régulation des émotions que cette partie du cerveau présente chez les personnes souffrant de troubles bipolaires. "L'activité physique régulière et la méditation de pleine conscience sont deux méthodes efficaces pour réduire le stress et diminuer le cortisol". (Bergland 2014) La pleine conscience peut inverser les effets du stress sur la neuroplasticité et améliorer la neuro-résilience. La pleine conscience a un impact sur la neurogenèse et c'est une intervention qui modifie le cerveau, comme Singh et Swagata Karkare (2017) l'ont rapporté dans leur étude, qui n'est pas pharmacologique.La *thérapie cognitivo-comportementale* combine les principes de la thérapie cognitive et des pratiques méditatives basées sur la pleine conscience pour aider les patients à augmenter la conscience des sensations, des pensées et des émotions. Lorsque le patient est en mesure d'identifier et de nommer ses pensées, ses émotions et ses sentiments et de s'en détacher, il réalise que ces émotions, sensations et sentiments ne le déterminent pas. La méditation de pleine conscience renforce la conscience de soi du patient en l'invitant à porter son attention sur le moment présent, à s'en détacher et à considérer ses pensées avec compassion.La méditation est un complément au traitement de l'éventail des troubles bipolaires et ne devrait pas être la seule source de traitement. Les techniques de relaxation enseignées par la méditation de pleine conscience peuvent réduire le stress, l'anxiété et la tristesse causés par le trouble bipolaire et permettent au patient de mettre en pratique l'autorégulation.

La pleine conscience et le trouble bipolaire

Dans une étude de 1995 (Harley et al.), il a été constaté que la médiation était supérieure à la course à pied en termes d'augmentation des endorphines et de la dopamine (l'hormone du bonheur). Pour le cerveau des personnes souffrant de troubles bipolaires, cela signifie qu'elles peuvent atteindre un sentiment de bien-être après avoir pratiqué la méditation. Cela signifie que la personne peut réguler ses humeurs lorsqu'elle se sent déprimée ou anxieuse. Le cerveau d'un méditant a un cortex préfrontal plus épais qui régule une communication équilibrée avec l'amygdale, tandis que

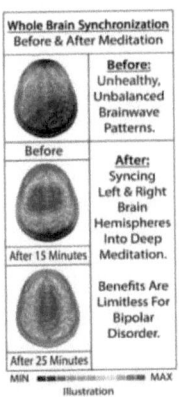

le cerveau d'une personne souffrant de trouble bipolaire a un cortex préfrontal qui communique mal avec l'amygdale, ce qui provoque des changements d'humeur déséquilibrés et extrêmes.

C'est le calme et la conscience développés pendant la méditation qui atténuent l'intensité et la polarité des humeurs et qui sont responsables du rétrécissement de la taille de l'amygdale. Lorsque la pratique devient une habitude, l'individu développe un système interne d'outils qui lui permet de transformer ses humeurs de confusion et de douleur en humeurs de sérénité et de paix.

Figure 1 : (crédit : https://eocinstitute.org/meditation/how-meditation-helps-those-with-bipolar-disorder/)

Une fois que la pratique de la méditation devient une habitude, le patient bipolaire développe un ensemble de compétences internes, comme passer rapidement et facilement d'un état de confusion et d'anxiété à un état de paix intérieure et de calme.

Différentes pratiques de méditation de pleine conscience

La marche attentive - faire une promenade et se concentrer sur la sensation de la marche. Pendant la marche, l'individu porte son attention sur les bruits environnants, les odeurs, les couleurs des bâtiments ou de la nature, les motifs qui sont identiques ou différents, en étant attentif à son environnement.

Manger avec attention - cela aide l'individu à apaiser sa faim, à prendre conscience de ses habitudes alimentaires et à développer des habitudes alimentaires saines pour remplacer les anciennes, en mangeant au moins un repas par jour dans le calme et sans distraction. L'individu apprécie toutes les saveurs et les odeurs de son repas tout en essayant de découvrir d'où vient ce repas.

Parler en pleine conscience - il s'agit d'une compétence que les personnes ayant de fortes émotions, qui réagissent au lieu de répondre en pleine conscience, doivent développer afin de pouvoir communiquer efficacement. Elle implique d'écouter attentivement et de choisir ses mots avec soin. Elle aide l'individu à prendre conscience de ses pensées et à dire sa vérité avec compassion et compétence en matière de résolution de problèmes. Il s'agit d'une pratique fondamentale qui améliore les relations entre les pratiquants.

La respiration attentive - cette pratique est le principe clé de la pleine conscience. L'individu doit d'abord trouver son point d'ancrage (ventre, cœur, gorge), la zone de son corps dans laquelle il ressent sa respiration et qui lui apporte en même temps du réconfort. C'est la manière la plus simple de respirer en pleine conscience, car le patient porte son attention sur sa respiration, puis inspire et expire.

Willard et Nance (2018) ont présenté dans leur article "*A Mindful Kids Practice : The Breath Ball*" 5 techniques utiles que vous pouvez utiliser en tant que clinicien, enseignant à l'école ou parent à la maison pour aider vos patients à se calmer. Les techniques mentionnées par les auteurs sont les suivantes : Introduction de la balle de respiration, exercice de base de la balle de respiration, copain de respiration, respiration de groupe et jeu des noms.

Body Scan - Le Body Scan aide le patient à entrer en contact avec son corps, à se débarrasser des sentiments de besoin et à réduire le stress et les émotions. Le Body Scan entraîne également l'attention à rester dans le moment présent. Le focus de l'attention passe d'une petite partie du corps, par exemple l'orteil, puis traverse tout le corps jusqu'à la tête. Cet entraînement aide l'individu à déplacer son focus attentionnel d'un état de plus grande attention vers un espace d'attention plus petit, qui change d'un moment à l'autre.

Il existe également des applications de pleine conscience pour le smartphone d'un patient, telles que
Calm, Let's Meditate, Happify, etc. Ces applis sont pratiques pour le patient et rendent facile et accessible la poursuite de la méditation en privé.

CHAPITRE 4
Stratégies d'enseignement pour les élèves atteints de troubles bipolaires

Un enfant souffrant d'hypertension a un problème de santé important qui nécessite un traitement médical permanent. Les médicaments utilisés pour le traiter peuvent avoir un impact sur la présence de l'élève, son attention et sa concentration. Ils peuvent être sensibles à la lumière et aux bruits et être anxieux. La tolérance et la patience pour ignorer les comportements négatifs mineurs semblent être la première et la plus importante qualité dont un enseignant doit faire preuve, car le comportement positif attendu doit être souligné, encouragé, félicité et reconnu afin d'aider l'élève à contrôler son propre comportement. Peu de distractions et des tâches plus courtes sont fortement recommandées. Pendant la dernière heure de la journée, une salle d'aide devrait être disponible pour que l'élève puisse enregistrer, vérifier et rattraper tout ce qu'il a manqué pendant les premières heures de la journée. D'autres mesures pour aider l'enfant à conserver sa mémoire et à se concentrer consistent à lui laisser un autre jeu de manuels scolaires à la maison, à lui donner une impression des notes prises en classe et à diviser les longs projets et tâches en parties plus petites. Les enfants souffrant de troubles bipolaires ont besoin d'au moins une personne et d'un endroit où se réfugier lorsqu'ils se sentent submergés par l'intensité de leurs émotions. L'élève doit être informé à l'avance des changements de routine et des transitions. Il est conseillé de planifier les tâches les plus difficiles au moment où l'élève est le plus à même de travailler. L'élément le plus important pour la réussite de ces élèves est la manière dont les adultes réagissent à leur égard. La meilleure stratégie face à l'opposition et à l'agressivité est de ne pas les prendre personnellement et de ne pas s'engager dans des luttes de pouvoir. Nous devons rester un modèle positif. Nous devons constamment observer l'enfant pour savoir quand l'élève a un niveau d'énergie faible ou élevé, et communiquer ces observations aux parents et aux thérapeutes. Parfois, c'est le signe qu'un cycle ou un épisode se prépare. Tout ce qui peut rendre l'enfant irritable devrait être signalé aux parents. Ces observations devraient aider l'enseignant à éviter les situations qui rendent l'élève irritable. Les experts affirment que les situations de contact physique et de compétition favorisent les comportements agressifs. C'est pourquoi nous devrions limiter les heures de cours qui sont des déclencheurs potentiels, comme le sport, la musique et les pauses. Les adaptations liées aux médicaments incluent le fait d'apporter une bouteille d'eau si l'élève prend du lithium, ainsi qu'un accès illimité aux toilettes, car l'élève pourrait avoir la diarrhée comme effet secondaire d'un stabilisateur d'humeur.

    Les élèves bipolaires peuvent avoir des difficultés avec leurs pairs, avoir de faibles compétences sociales, être autoritaires, interpréter de manière erronée le comportement des autres et se comporter parfois de manière socialement inappropriée. Prévoyez que l'élève apprenne des compétences sociales en rencontrant l'assistant social de l'école, le psychologue scolaire ou le conseiller d'orientation. La présence d'un auxiliaire en classe est essentielle pour surveiller les interactions sociales et aider l'élève à interpréter des situations qu'il ne perçoit pas lui-même.

Les élèves qui prennent des médicaments peuvent en avoir besoin :

- un meilleur accès à l'eau,
- accès illimité aux toilettes (en particulier pour les élèves prenant du lithium)
- lecture réduite de tâches ou lecture de livres sur cassette ou écran d'ordinateur en raison d'une déficience visuelle
- début d'école modifié, jour raccourci,
- Planification des contenus clés pendant le temps le plus attentif de l'élève,
- Permettre des mouvements ou d'autres mouvements en raison de troubles du sommeil ou d'une sédation médicamenteuse
- Modifications facilitant le rappel/la mémorisation,
- utilisation de formats à choix multiples,

- utilisation d'examens oraux au lieu d'exigences écrites,
- utilisation d'écouteurs avec réduction du bruit
- Pour certains élèves, il peut être nécessaire de réduire ou de supprimer les devoirs en raison de difficultés de concentration, de troubles du sommeil ou d'une humeur irritable.
- permettent une surveillance discrète

Au niveau des établissements d'enseignement supérieur, la conception universelle de l'apprentissage (CUA) est la clé pour atteindre les étudiants souffrant d'un handicap mental. Pour créer des cours accessibles, les établissements d'enseignement supérieur sont invités à

- Permettre aux étudiants atteints de maladies mentales de suivre des cours dans des formats alternatifs.
- Nommez des co-écrivains, des lecteurs, des scribes ou d'autres personnes importantes pour aider ces élèves.
- Offrez à ces élèves du temps supplémentaire pour les devoirs et les tests, ainsi que pour se rendre en classe.
- Orienter ces étudiants vers des conseillers en santé mentale, des centres de ressources et d'autres services sur le campus qui peuvent les aider.

CHAPITRE 5
Domaines pour la recherche future

Le traitement est un domaine qui doit faire l'objet de recherches approfondies, car il n'existe actuellement aucun médicament, traitement ou combinaison des deux approches qui puisse aider à guérir, à prévenir ou à faire disparaître complètement la DBP, ou à la prévenir pour une période prolongée. Les médicaments et autres traitements alternatifs ont essentiellement deux effets : Ils contrôlent un état à vie, et certains autres stoppent les épisodes pendant une courte période. L'un des traitements sans médicaments les plus prometteurs, qui doit encore faire l'objet de recherches, est l'IRM. Elle a été découverte par hasard en 2010. Les patients qui ont bénéficié de l'imagerie cérébrale ont participé à une étude visant à évaluer l'effet de certains médicaments ciblés. Les scientifiques supposent qu'un certain type d'impulsions magnétiques qu'ils utilisent a provoqué cette réaction. 23 des 30 patients se sont sentis plus heureux. Ce qui rend ce traitement si attrayant, c'est le fait que parmi ces 23 patients, ceux qui ne prenaient pas de médicaments ont connu une plus grande amélioration de leur humeur que ceux qui prenaient des médicaments pour traiter le BD.

Cependant, la durée de la réponse positive doit encore être étudiée, car elle pourrait être classée soit comme un traitement à court terme, soit comme un traitement à long terme. Un autre aspect de ce traitement qui doit être étudié est celui des moyens disponibles, avec ou sans médicaments, qui sont efficaces pour prévenir et/ou contrôler un épisode maniaque potentiel avant qu'il ne se déclenche. Le lithium semble avoir un effet extrêmement positif chez les patients BD. Bien que des tests sanguins doivent être effectués pour réguler la quantité de ce produit chimique dans l'organisme et que les dommages au foie soient considérés comme l'effet secondaire le plus grave, le lithium semble modifier la taille du cerveau en augmentant son volume. Le produit chimique cible la protéine G à l'intérieur du neurone. La neuroplasticité du cerveau avec le lithium aide le cerveau à établir de nouvelles connexions, à régénérer les anciens neurones et à former de nouvelles combinaisons.

Dans une étude menée sur des souris traitées au lithium et tuées par la suite, leur cerveau a montré "une augmentation de 25 % du nombre de cellules en division dans une structure de l'hippocampe appelée gyrus denté, ce qui indique clairement une neurogenèse" (Block, 2004). Il semble qu'une neurogenèse perturbée dans le cerveau soit liée à la dépression. L'action du lithium dans le cerveau du patient BD contribue à augmenter le volume de l'hippocampe, tout en lui permettant de vivre une humeur plus heureuse. Ce sont des domaines qui, à mon avis, doivent être explorés pour que les patients puissent bénéficier d'une variété de traitements efficaces avec des résultats à long terme.

Cependant, la tendance pour la recherche future que j'ai trouvée dans de nombreux articles est que les scientifiques essaient de trouver un gène associé aux troubles de l'humeur. Chacun essaie de trouver un modèle prévisible ou un moyen de traitement avant l'apparition du premier épisode. Dans une étude dont les résultats ont été publiés le 17 janvier 2010 dans la revue Nature Genetics, un groupe de scientifiques internationaux a examiné les données de cinq études d'association pangénomique (GWAS) différentes, auxquelles 13 600 personnes ont participé, et a réalisé trois autres échantillons de 4 677 personnes pour valider les résultats du groupe initial. Les résultats de l'étude ont montré que les variations du chromosome 3 sont associées au BD. "En fin de compte, des découvertes comme celles-ci pourraient conduire à l'identification de voies biologiques communes impliquées à la fois dans les troubles unipolaires et bipolaires, et à la proposition de stratégies pour un meilleur traitement". (Asher 2010). L'espoir réside dans la découverte d'un gène lié aux antécédents familiaux, qui permettrait de détecter le BD à un âge précoce et d'empêcher la manifestation de ce trouble de l'humeur à la fin de l'adolescence ou au début de la vingtaine.

Goldstein et al. (2017) ont indiqué dans leur rapport que des recherches supplémentaires étaient nécessaires dans les domaines suivants :

- Critères d'évaluation permettant de distinguer l'hypomanie d'autres troubles psychiques.
- Déterminer l'âge auquel le premier épisode se produit.
- Décider de ce qui se manifeste en premier : Dépression ou trouble bipolaire
- une définition globale du trouble bipolaire, qui contribue au maintien de la cohérence
- Davantage de travaux démontrant l'utilité des techniques neurocognitives ou d'imagerie médicale

    afin de déterminer s'ils peuvent fournir des informations concrètes lors du diagnostic.

- des entretiens qui, tout en étant autoréflexifs, sont structurés de manière à fournir des connaissances impartiales.
- Manque de traitement médicamenteux du trouble bipolaire en cas de comorbidité avec

    autres maladies, à l'exception du *syndrome de déficit de l'attention/hyperactivité* (TDAH).

- Davantage de recherches pour déterminer l'efficacité des

interventions à faible risque.

(méditation, alimentation) pour prévenir ou retarder l'apparition de la maladie

- Plus de formation pour les cliniciens.
- Examiner les avantages de la psychiatrie numérique - smartphone ou basée sur Internet

Livraison.

- des études sur le neurodéveloppement anormal potentiel, sa cause par

anormale.

Fonction chez les patients atteints de troubles bipolaires pour prédire le traitement.

- Davantage de recherches sur les comorbidités entre le trouble bipolaire et la toxicomanie, en général

Trouble anxieux et TDAH.

- Approfondir l'étude de l'apparition du BD chez les enfants avant l'adolescence.

L'auteur de ce livre a choisi de reprendre en une seule citation la conclusion de la recherche intensive et approfondie de Goldstein et al. (2017).

"Les recherches futures devraient se concentrer sur l'impact de l'âge sur la biologie, les manifestations et le traitement de la PBD. La recherche future devrait également se concentrer sur l'intégration judicieuse de plusieurs niveaux d'analyse méthodologique. Une recherche qui combine par exemple plusieurs approches de neuroimagerie, la neuroimagerie et/ou la neurocognition avec des biomarqueurs et/ou la neurobiologie et l'épidémiologie clinique. Même pendant leur rétablissement, les jeunes atteints de DFP présentent une fonction psychosociale altérée. D'autres études sur des périodes prolongées de traitement aigu et des études de maintien contribueront à clarifier la stabilisation et la prévention des rechutes. Il est essentiel que la communauté clinique et scientifique poursuive ses efforts d'éducation du public et de stigmatisation, en collaboration avec les consommateurs, les familles, les écoles et les autres parties prenantes. Enfin, les stratégies de prévention doivent constituer une priorité pour les dix prochaines années". (Goldstein et al2017)La *psychiatrie numérique* a été discutée en détail dans des pages précédentes. Comme il s'agit d'une nouvelle approche qui tente de compléter les évaluations psychiatriques traditionnelles, elle devrait être explorée plus avant, car elle semble révéler des diagnostics exempts de partialité et de subjectivité de la part des patients ou du personnel soignant. Ces nouvelles plateformes permettent aux patients d'indiquer à leurs médecins, chaque

jour ou chaque semaine, par texte, e-mail ou application téléphonique, comment ils évaluent leurs émotions, lorsqu'elles sont élevées et intenses ou lorsqu'elles sont faibles. Bien que je sois très enthousiaste à l'égard de cette approche innovante, des recherches supplémentaires doivent être menées pour confirmer son efficacité dans la réduction ou la prévention des épisodes de manie d'un patient.

L'industrie médicale a des préoccupations concernant les patients, la protection des données lorsque les données sont envoyées, reçues et partagées via des appareils numériques, et concernant l'éthique de travail du médecin ou la responsabilité si un patient fait une tentative de suicide ou se fait du mal lorsque les données ont été envoyées par l'utilisateur et reçues par le médecin et n'ont pas été vérifiées ou vues pendant la crise pour la prévention. J'aborde ici les défis mentionnés par Fairburn et Patel (2017) concernant la psychiatrie numérique, tels que la fourniture d'interventions dans des langues autres que l'anglais, la prise en charge des coûts ou l'absence de dispositifs technologiques par les caisses d'assurance maladie et les questions de confidentialité et de procédures de protection des données.

ADN et méditation, épigénétique

C'est un domaine qui incite de nombreux chercheurs à étudier les effets de la méditation sur la modification de l'ADN d'une personne ayant subi un traumatisme. Des résultats tels que l'inversion et les nouvelles configurations dans l'ADN après la pratique de la pleine conscience sont appelés épigénétique. Savoir que l'expression de nos gènes et les molécules de notre corps changent après une méditation de pleine conscience est à la fois porteur d'espoir et excitant. Zhangi et al. (2018) ont étudié la modification des gènes, l'épigénétique avec la méthylation de l'ADN, une mutation différente de la mutation de l'ADN, chez des patients souffrant de troubles bipolaires. 150 patients diagnostiqués selon le DSM- V entre 2014-15.

La méthylation est le processus par lequel des groupes méthyle sont ajoutés à la molécule d'ADN. La méthylation a la capacité de modifier l'activité d'un segment d'ADN sans en altérer la séquence. Lorsqu'elle se trouve dans un promoteur de gène, la méthylation de l'ADN agit comme un répresseur de la transcription des gènes. Elle influence la production COMT et PPIEL de la dopamine, ce qui entraîne une faible production. L'étude a identifié COMT et PPIEL (gènes déterminant le trouble bipolaire et régulant le taux de dopamine) comme étant les gènes les plus importants liés au trouble bipolaire. Cette étude a également montré que le trouble bipolaire n'est pas seulement le résultat de variations génétiques qui ne suivent pas la loi de Mendel de la génétique. "Les résultats de ce travail montrent que le degré de méthylation des gènes COMT et PPIEL est étroitement lié au trouble bipolaire" (Zhangi et al. 2018, p. 1424).

McNewen (2016) a rapporté que l'expression des gènes dans le cerveau change continuellement avec l'expérience du vieillissement, l'anxiété chronique, les médicaments, les traumatismes et le stress et d'autres facteurs. Ces facteurs ont un impact sur la neuroplasticité et la capacité du cerveau à se recâbler et à se régénérer. Selon l'auteur, la réduction du stress basée sur la pleine conscience (MBSR) améliore la connectivité du cerveau, la santé générale, la fonction cognitive et l'intelligence fluide (IF). L'intelligence fluide est toujours comparée à l'intelligence cristallisée. "L'intelligence fluide est définie comme la capacité à résoudre de nouveaux problèmes, à appliquer la logique dans des situations nouvelles et à reconnaître des modèles. En revanche, l'intelligence cristallisée est définie comme la capacité à utiliser les connaissances et l'expérience acquises". (Goodfriend 2018).

Votre auteur ne souhaite pas trop se répéter, mais McEwen (2017) rapporte dans son article les effets que le stress a sur notre cerveau, il reste bloqué et des traitements externes et des interventions comme la méditation de pleine conscience aident le patient à sortir de cet état. Ces facteurs de stress, comme nous l'avons déjà dit, réduisent la taille de l'hippocampe, du cortex préfrontal, la taille des neurones, les dendrites rétrécissent progressivement et les traitements pour inverser ces changements dans notre cerveau sont les médicaments, l'activité physique qui aide à maintenir la neuroplasticité du cerveau, et la MBSR. Il a été constaté que la méditation de pleine conscience "est positivement corrélée à l'intelligence fluide, à la résilience et à l'efficacité globale du réseau". (McEwen 2017, p. 61)

GLOSSAIRE

Trouble bipolaire de type I la forme "théorique" du trouble, avec des épisodes maniaques complets.

Trouble bipolaire IIUn Forme de trouble dans laquelle les épisodes maniaques sont plus légers ou plus courts et la dépression prédomine.

Le trouble du spectre bipolaire comprend les troubles bipolaires I et II ainsi que d'autres cas qui ne répondent pas aux critères de ces troubles.

Cyclothymieun type de personnalité caractérisé par des hauts et des bas de l'humeur, mais qui ne présente pas la gravité ou les effets fonctionnels du BD.

DSM-5

de la cinquième édition du Manuel diagnostique et statistique des troubles mentaux. Contient des critères diagnostiques formels pour le BP. Publié par l'American Psychiatric Association en 2013 et largement utilisé dans la recherche.

Euthymie (ou euthymique)

humeur normale, ni maniaque ni dépressive.

Dépression maniaque (ou psychose maniaco-dépressive)

États affectifs mixtes dans lesquels les caractéristiques dépressives et maniaques sont présentes simultanément.

BD psychotique Une forme grave de BD dans laquelle des symptômes psychotiques (délires et hallucinations) apparaissent pendant des épisodes maniaques et/ou dépressifs.

Rapid Cycling - survenue de quatre épisodes ou plus (ou manie ou dépression) en l'espace d'un an.

RÉFÉRENCES
1. Baumet, A. et al. (2016) Health technology intervention after hospitalization for schizophrenia : service utilization and user satisfaction. *Psychiatrie en ligne*. Disponible sur https://ps.psychiatryonline.org/doi/10.1176/appi.ps.201500317
2. Ben-Zeev, D., Kaiser, S., Brenner, C., Begale, M., Duffecy, J., & Mohr, D. C. (2013). Développement et test d'utilisabilité de FOCUS : un système de smartphone pour l'autogestion de la schizophrénie. *Psychiatric rehabilitation journal*, 36(4), 289-96.
3. Bergland, Christopher . (2014) *Le stress chronique peut endommager la structure et la connectivité du cerveau.* (s.d.). Récupéré de https://www.psychologytoday.com/us/blog/the-athletes-way/201402/chronic-stress-can-damage-brain-structure-and-connectivit
4. Bob, B. (2010) Psychiatrie et comportement humain à la Warren Alpert Medical School de l'université de Brown. *Trouble bipolaire* (DSM-IV-TR #296.0-296.89).
5. Calabrese, F., Rossetti, A. C., Racagni, G., Gass, P., Riva, M. A., & Molteni, R. (2014). Brain-derived neurotrophic factor : a bridge between inflammation and neuroplasticity. *Frontiers in Cellular Neuroscience*, 8, 430. Consulté sur http://doi.org/10.3389/fncel.2014.00430
6. Conrad M, Dryden-Edwards R, Marks J (2010) Quel est le rôle du locus coeruleus dans le stress ? *Medicinenet.com*.
7. Daniel (2008) *The Elusive Genetics of Bipolar Disorder*.
8. Dolan (2010) *DNA Learning Center et le National Institute of Mental Health*.
9. D'Onofrio, S., Mahaffey, S., & Garcia-Rill, E. (2017*)*. Le rôle des canaux calciques dans le trouble bipolaire. *Current Psychopharmacology (en anglais)*. 6(2), 122-135. Retrievedfrom http://doi.org/10.2174/2211556006666171024141949
10. Fairbun, C. & Patel, K. (2017 janvier) The impact of digital technology on psychological treatments and their diffusion. *Science et thérapie du comportement*, 88, 19-25
11. Goldstein, B., Birmaher, B., Carlson, G., DelBello, M., Findling, R., Fristad, M.,

Youngstrom, E. (2017). Le rapport du groupe de travail de la Société internationale des troubles bipolaires sur les troubles bipolaires pédiatriques : conclusions à ce jour et orientations pour la recherche future. *Bipolar Disorders*, *19*(7), 524-543. Consulté sur https://doi- org.ezp.waldenulibrary.org/10.1111/bdi.12556

12. Goodfriend, W. (2018) Qu'est-ce que l'intelligence ? *Study.com*. Récupéré de https://study.com/academy/lesson/two-types-of-intelligence-fluid-and- intelligence-cristallisée.html
13. Harrison, P. J., Geddes, J. R., & Tunbridge, E. M. (2018). La neurobiologie émergente du trouble bipolaire. *Trends in Neurosciences*, 41(1), 18-30. Consulté sur http://doi.org/10.1016/j.tms.2017.10.006.
14. Harte, J. L., Eifert, G. H., & Smith, R. (1995). Les effets de la course à pied et de la méditation sur la bêta-endorphine, la corticotropin-releasing hormone et le cortisol dans le plasma ainsi que sur l'humeur. *Psychologie biologique*, 40(3), 251-265. doi:10.1016/0301-0511(95)05118-t

15. *Comment la méditation de pleine conscience neutralise le trouble bipolaire.* (s.d.). Récupéré de https://eocinstitute.org/meditation/how-meditation-helps-those-with-bipolar- disorder/
16. International Bipolar Foundation (2018) *Adaptations pour les étudiants atteints de troubles bipolaires et de handicaps associés*

17. Consortium international sur la schizophrénie. (2009*)*. Une variation polygénique commune contribue au risque de schizophrénie qui se chevauche avec le trouble bipolaire. *Nature*. 460(7256),

748-752. Disponible sur http://doi.org/10.1038/nature08185

18. James L (2011) Traitement intégratif du trouble bipolaire : un aperçu des connaissances et des recommandations. *Psychiatric Times*. 58-63.

19. Jules A (2010) *Les mêmes gènes sont soupçonnés d'être impliqués dans la dépression et les troubles bipolaires.*

20. Machado-Vieira R, Manji HK, Zarate CA Jr (2009) Le rôle du lithium dans le traitement de l'hypertension artérielle.

Trouble bipolaire : preuves convergentes des effets neurotrophiques comme élément de liaison

Hypothèse de travail. *Trouble bipolaire* 2 : 92-109.

21. McEwen, B. S. (2016). En quête de résilience : stress, épigénétique et cerveau.

> La plasticité. *Annales de l'Académie des Sciences de New York, 1373*(1), 56. Consulté par
>
> de https://ezp.waldenlibrary.org/login

22. *Méditation de pleine conscience.* (s.d.). Récupéré de

> https://www.mindfulnesscds.com/pages/about-the-author

23. Mondimore, Mark F. (2006). *Le trouble bipolaire.* Maryland : John Hopkins Press.

24. Institut national de la santé mentale. (n.d) *L'augmentation du risque pourrait être due à des variations dans le commutateur marche/arrêt des gènes.*

25. *Neuropathologie du trouble bipolaire avec Ellen Leibenluft.* (février 2010).
    Récupéré du Dolan DNA Learning Center & The National Institute of Mental Health. (Vidéo 8)

26. Neuropathologie du trouble bipolaire avec Ellen Leibenluft (fichier vidéo 9).

27. Packer, Leslie E. (2002) Hébergement des étudiants souffrant de troubles de l'humeur : *Dépression et*

> *Trouble bipolaire.*

28. Le PCC montre une nouvelle voie pour le trouble bipolaire. (2018 février). *Nouvelles neuroscientifiques.*

> Disponible sur http://neurosciencenews.com/biology-bipolar-disorder-8429/

29. Richmond, Linda (2018 juillet) Les applications psychiatriques numériques sont prometteuses, mais peuvent aussi présenter de nouveaux défis. *Nouvelles de la psychiatrie.* Récupéré de https://psychnews.psychiatryonline.org/doi/10.1176/appi.pn.2018.7a

30. Rybakowski, J. K. (2017). Progrès récents dans la compréhension et le traitement du trouble bipolaire chez l'adulte. *F1000Research*. 6, 2033. Consulté sur http://doi.org/10.12688/f1000research.12329.1.
31. Simpkins, C. A., & Simpkins, A. M. (2013). Le Tao des bipolaires : Trouver l'équilibre et la paix grâce à la méditation et à la pleine conscience. Oakland, CA *: New Harbinger Publications*.
32. Singh, Shantrunjai P. & Karkare, Swagata (2017). Stress, dépression et neuroplasticité. *Université de Cornell*. Récupéré de : https://arxiv.org/pdf/1711.09536.pdf
33. Stange, J., Eisner, L., Holzel, B., Peckham, A., Dougherty, D., Rauch, S., Deckersbach, T. (2011). Thérapie cognitive basée sur la pleine conscience dans le trouble bipolaire : effets sur les fonctions cognitives. *Journal of Psychiatric Practice*, *17*(6), 410-419. Retrieved from : http://doi.org/10.1097/01.pra.0000407964.34604.03
34. Stephanie S (2012) A travers les siècles, il a toujours été là. *BP Magazine,* Volume 8 : 2.
35. Walsh, Kelly (2017) Utiliser la pleine conscience pour la santé mentale. *Magazine Mindful*. Récupéré de : https://www.mindful.org/mindfulness-mental-health/
36. Wang, F., Pan, F., Shapiro, L. A., & Huang, J. H. (2017). Neuroplasticité induite par le stress et troubles mentaux. *Neural Plasticity*, 2017, 9634501. Consulté à partir de

    http://doi.org/10.1155/2017/9634501

37. Wess, B. (2006) Le manuel du bipolaire. *New York : Penguin Group*.

38. Will, B. (2004) Le lithium peut-il améliorer la santé du cerveau ? *Life Enhancement Magazine*.

39. Willard, C. & Nunce, A. (2018 mai) Une pratique de pleine conscience pour les enfants : la balle de respiration. *Mindful*.

    Disponible sur https://www.mindful.org/a-mindful-kids-practice-the-breath-ball/

40. Wolf, W. (2010) Effets de la sérotonine sur le trouble bipolaire. Récupéré de *LiveStrong.com*

41. Zhang, H., Ke, X., He, L., Wang, J., Gao, L., Xie, J. (2018) Étude sur l'épigénétique

> Modification par méthylation des principaux gènes du trouble bipolaire. *Revue européenne des sciences médicales et pharmacologiques.* 22, 1421-1425

À PROPOS DE L'AUTEUR

Maria Santiago-Valentin est conseillère en troubles de l'apprentissage, éducatrice en pleine conscience, technicienne en analyse appliquée du comportement et gestionnaire de cas depuis 2014. Elle a enseigné l'espagnol et le français depuis 1992 et a été présidente du département des langues du monde en 2011. Elle a été enseignante coopérante et mentor pour l'université de Seton Hall. Maria figure en tant que thérapeute comportementale dans le répertoire international *BA-eService* des prestataires ABA francophones, publié par l'*Université de Lille III* à Nantes, France. Maria a été conférencière d'honneur les 9 et 10 juillet 2018 au Global Mental Health Summit à Paris, France, où elle a présenté son document *An Overview of the Neurological Base of Bipolar* Disorder published by the Journal of Childhood and Development Disorders. Elle est titulaire d'un doctorat en pédagogie, spécialisé dans la lecture, l'alphabétisation et l'évaluation.

Aperçu du contenu
CHAPITRE 1 1
CHAPITRE 2 8
CHAPITRE 3 14
CHAPITRE 4 31
CHAPITRE 5 35
RÉFÉRENCES 47

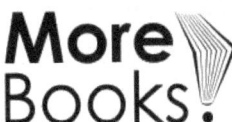 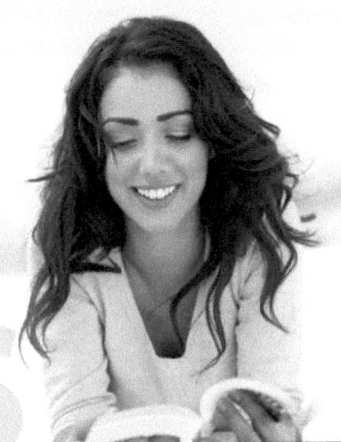

I want morebooks!

Buy your books fast and straightforward online - at one of world's fastest growing online book stores! Environmentally sound due to Print-on-Demand technologies.

Buy your books online at
www.morebooks.shop

Achetez vos livres en ligne, vite et bien, sur l'une des librairies en ligne les plus performantes au monde!
En protégeant nos ressources et notre environnement grâce à l'impression à la demande.

La librairie en ligne pour acheter plus vite
www.morebooks.shop

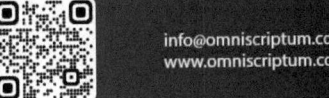 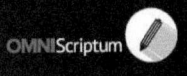

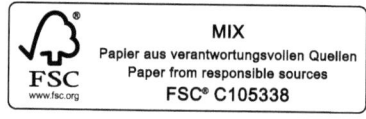

Printed by Books on Demand GmbH, Norderstedt / Germany